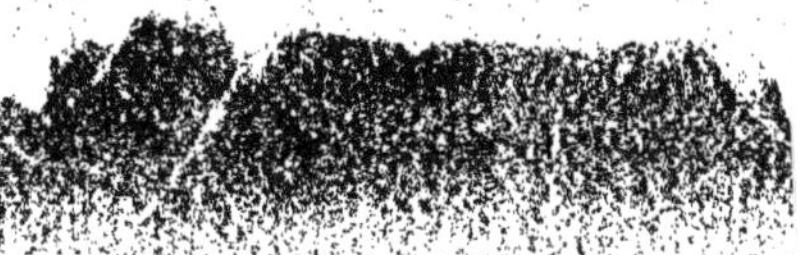

ÉTUDE

SUR LA

FIÈVRE TYPHOÏDE

AVEC

LÉSIONS PRÉDOMINANTES DU GROS INTESTIN

PAR

Le Docteur MERCIER

Ancien externe des Hôpitaux de Paris et de la Maternité de Lariboisière

———※———

PARIS

G. STEINHEIL, ÉDITEUR

2, RUE CASIMIR-DELAVIGNE, 2

1888

ÉTUDE

SUR LA

FIÈVRE TYPHOÏDE

AVEC

LÉSIONS PRÉDOMINANTES DU GROS INTESTIN

PAR

Le Docteur MERCIER

Ancien externe des Hôpitaux de Paris et de la Maternité de Lariboisière

PARIS

G. STEINHEIL, ÉDITEUR

2, RUE CASIMIR-DELAVIGNE, 2

1888

ÉTUDE

SUR LA

FIÈVRE TYPHOÏDE

AVEC

LÉSIONS PRÉDOMINANTES DU GROS INTESTIN

— — —

HISTORIQUE

AVANT-PROPOS

Avant la synthèse de Louis qui inaugure la période d'études modernes de la fièvre typhoïde, les lésions intestinales qui constituent le substratum anatomique principal de cette fièvre avaient été indiquées avec précision par un grand nombre d'auteurs et définitivement décrites par Petit et Serres. Mais dans tous ces écrits déjà anciens c'est la lésion de l'iléon et des glandes mésentériques qui fait l'objet presque exclusif de la description ; çà et là cependant on trouve quelques indications d'altérations du gros intestin. Morgagni (Épitre XXXI) rapporte l'autopsie d'un jeune homme mort au quatorzième jour, et qui, outre l'hypertrophie de la rate et des ganglions mésentériques, outre des ulcérations de l'intestin grêle, portait des lésions de sphacèle au niveau des premières portions du côlon.

Dans l'épidémie *de la maladie muqueuse de Gættingen*, relatée par Rœderer et Wagler, les follicules isolés du côlon étaient pris au même titre que les glandes agminées de l'intestin grêle, mais il n'est pas bien sûr que cette affection ait été la fièvre typhoïde. « Mon opinion, dit Murchison, est que la fièvre en question est, en très grande partie, le typhus associé à la dysenterie ». Même remarque doit être faite pour la fièvre de Naples, décrite par Sarcone.

Petit et Serres, Louis, Jenner, ont les premiers indiqué la participation fréquente du gros intestin au processus anatomique. La proportion a été indiquée par Hoffmann qui, sur 233 autopsies a trouvé le cœcum et l'appendice vermiforme intéressés dans 47 cas, le côlon ascendant 34 fois, le côlon transverse 7 fois, le côlon descendant 4 fois, le rectum 2 fois ; dans 139 cas le gros intestin était respecté et la lésion se limitait strictement à l'intestin grêle.

Leudet, de Cérenville ont établi des relevés analogues. La fréquence des lésions du gros intestin y est moins considérable. Mais, dans la plupart des faits, ces lésions du gros intestin peuvent être considérées non seulement commes contingentes, mais comme accessoires. Elles ne paraissent pas modifier par leur présence la symptomatologie classique de l'affection et, dans les cas ordinaires,

Il est à peu près impossible de reconnaître au lit du malade si les lésions des amas lymphoïdes, confluentes dans l'iléon, y restent cantonnées ou se poursuivent à un degré atténué dans le gros intestin.

Mais il est une catégorie de faits, assez rares à la vérité, où la lésion intestinale n'a pas son siège habituel. La proportion qui existe ordinairement entre les altérations du gros intestin et celles de l'intestin grêle est ici intervertie. La détermination principale se fait au niveau du cœcum et de son appendice, sur le trajet du côlon, dans le rectum ; la muqueuse de l'intestin grêle n'est touchée qu'à un degré moindre. Ce sont ces cas qui ont été décorés du nom de *colotyphus*. Il s'agit en réalité d'une localisation aberrante du poison typhique qui abandonne son siège habituel pour se porter sur les follicules isolés du gros intestin.

Dans une maladie que l'on tend aujourd'hui à considérer comme nosologiquement voisine de la fièvre typhoïde, dans la pneumonie, on observe parfois des exemples analogues d'une localisation anormale de l'infection. Au cours d'une épidémie de pneumonie, en effet, on a pu voir chez certains malades les symptômes généraux de la fièvre pneumonique coïncider avec une pleurésie ou une péricardite à caractères spéciaux, l'agent pathogène de la pneumonie délaissant son siège habituel, le poumon, pour affecter un tissu voisin.

Les observations de colotyphus proprement dit, celles où les lésions intestinales occupaient exclusivement les follicules du gros intestin, sont extrêmement peu nombreuses. Homolle en cite quatre exemples appartenant à Hoffmann, Brunschwig, Cazalis et Renaut, Armand Siredey.

Mais, à côté de ces faits des lésions primitives et isolées du gros intestin, il en est d'autres où les lésions ulcéreuses constatées à l'autopsie siègent uniquement à ce niveau, tandis que l'intestin grêle n'offre plus que la trace d'ulcérations pigmentées et cicatrisées. Alors la maladie a été de longue durée, ou bien elle s'est faite en deux poussées par le procédé clinique de la réversion. L'altération du gros intestin a pu alors être considérée comme la *lésion de la rechute*.

Nous aurons à nous occuper de ces deux ordres de faits. Nous chercherons à préciser les symptômes qui peuvent faire supposer qu'on est en présence, non d'un iléo-typhus, mais d'un colotyphus.

Nous aurons également à indiquer les complications spéciales qui résultent de cette localisation anormale de la maladie, et des difficultés de diagnostic auxquelles elle peut donner lieu.

Enfin nous essaierons de préciser les indications thérapeutiques qui découlent de cette forme spéciale de la maladie, et, en particulier, les procédés d'antisepsie intestinale propres à atténuer, dans ces cas, les phénomènes de stercorémie.

Avant de poursuivre notre sujet, qu'il nous soit permis d'adresser à nos maîtres dans les hôpitaux l'expression de notre vive gratitude pour leurs excellents enseignements, et pour la constante bienveillance qu'ils n'ont cessé de nous témoigner.

Que notre excellent maître M. Hanot, qui a bien voulu nous inspirer cette thèse, reçoive l'expression de notre plus profonde reconnaissance pour l'enseignement si attachant qu'il nous a donné à l'hôpital St-Antoine.

Une année d'externat passée dans le service de M. Nicaise, à l'hôpital Laënnec, nous a été fort utile et nous a permis d'apprendre entre autres choses, auprès de lui, combien était grande l'importance de l'antisepsie en chirurgie.

Notre séjour dans le service de notre maître M. Pinard à la Maternité « de Lariboisière » nous a été à la fois instructif et agréable, aussi sommes-nous heureux de lui exprimer ici notre vive reconnaissance.

Nous ne saurions également trop remercier MM. les Prof. Verneuil, Germain Sée et Farabeuf, qui nous ont fait bénéficier de leurs savantes leçons.

Que M. le Prof. Proust veuille bien agréer l'expression de notre gratitude pour l'honneur qu'il nous fait en présidant l'examen de cette thèse.

CHAPITRE PREMIER

ANATOMIE PATHOLOGIQUE

Quand le colotyphus est primitif, c'est-à-dire quand la détermination principale se fait d'emblée au niveau du gros intestin, les altérations constatées à l'autopsie sont sensiblement contemporaines de celles qu'on rencontre dans l'iléon. Dans une autopsie de Hœffel, pratiquée au huitième jour, on voyait les plaques de Peyer de l'intestin grêle simplement infiltrées avec des ulcérations commençantes, tandi   · dans le gros intestin les follicules formaient jusqu'à l'S iliaque des tumeurs varioliformes, semi-confluentes.

Ces lésions du gros intestin portent à la fois sur les plaques de Peyer et sur les follicules isolés. C'est qu'en effet il existe dans le gros intestin, comme dans le petit, des plaques de Peyer; seulement elles sont localisées à une seu.   partie de l'organe, à savoir l'appendice vermiculaire. Elles y sont même très développées, très souvent tuméfiées et ulcérées; et il n'est pas rare, dit Gueneau de Mussy (1), de trouver une grande étendue de la surface de l'appendice transformée en une vaste ulcération. Pour

(1) M. Gueneau de Mussy. *Loc. cit.*, p. 333.

peu que ce diverticule contienne des corps étrangers, la perforation se fait avec une extrême facilité, et nous aurons plus loin l'occasion de signaler la fréquence relative des pérityphlites survenues par ce mécanisme.

La lésion des follicules isolés se montre sur toute l'étendue du gros intestin, et aussi bien dans le rectum qu'au niveau des côlons.

Elle tend habituellement à prédominer au voisinage du cœcum. Son évolution se fait en trois périodes. Dans la première, le follicule grossit, et se montre sous forme d'une papule saillante arrondie, entourée d'un halo érythémateux. L'altération peut se limiter à ce degré et le produit d'infiltration se résorbe alors sans que l'ulcération se produise. A l'autopsie on observe presque constamment des follicules ainsi tuméfiés à côté d'autres follicules ulcérés. Quand l'ulcération doit se produire, le gonflement de l'élément folliculaire augmente ; il atteint le volume d'un pois, ou même un volume plus considérable surtout à la partie tout à fait supérieure du gros intestin. Quelque temps encore, il reste conique et garde une apparence pustuleuse ; puis, il s'ombilique, se déprimant à son centre comme une pustule variolique à laquelle on l'a comparé. Enfin son sommet se perfore, et donne issue à un bourbillon de matière blanchâtre. L'ulcération est alors instituée ; elle est circulaire, ses bords sont nets, son fond creusé en godet. Quelquefois plusieurs follicules se réunissent, après élimination de leur contenu, pour donner lieu à des ulcérations irrégulières, à bords festonnés et polycycliques. La troisième période est celle de réparation. Elle s'effectue comme dans l'intestin grêle, de façon à donner une petite cicatrice souple à bords légèrement froncés, à pigmentation variable.

Quand le colotyphus est secondaire, c'est-à-dire quand les lésions du gros intestin sont le fait d'une seconde poussée éruptive, et accompagnent une rechute, l'aspect des lésions et leur évolution restent sensiblement identiques. Seulement on s'aperçoit aisément qu'elles ne sont pas de même âge que les lésions de l'intestin grêle. Dans l'iléon, en effet, on trouve des cicatrices bleuâtres ou des plaques presque entièrement réparées tandis que l'ulcération est toute récente dans le gros intestin. Les observations suivantes, que nous reproduisons d'après Leudet (1), montrent très exactement quelle est la physionomie des altérations dans ce cas.

OBSERVATION I

LEUDET. *Loc. cit.*

Mul..., Auguste, âgé de 19 ans, d'une taille moyenne, maigre, la figure marquée de nombreuses cicatrices résultant d'une variole contractée il y a un an en l'absence d'inoculation vaccinale, éprouve vers le milieu du mois de novembre 1855 de la courbature avec douleurs dans les reins, de la céphalalgie et, peu de temps après, de la diarrhée. Le 13 novembre, M... est obligé de s'aliter et le 16 il entre à l'Hôtel-Dieu de Rouen, et est couché dans ma division, au lit n° 18 de la salle XIII.

Nous trouvons le 26 au soir le malade dans l'état suivant :

(1) LEUDET. — Recherches sur l'ulcération et la perforation du gros intestin consécutives à la fièvre typhoïde (*Mém. de l'Acad. de Méd.*, 1871. T. XXX)

intelligence assez bonne, cependant affaiblissement et état comateux ; pouls à 120, dicrote, pas d'épistaxis. Céphalalgie,
diarrhée, selles assez nombreuses, mais toujours diarrhéiques ;
ventre ballonné, gargouillement dans la fosse iliaque droite,
sensibilité à la pression dans cette région. Pas de taches sur
l'abdomen. Toux ; à l'auscultation râles sifflants et sonores
dans les 2 côtés de la poitrine. (Limon., 2 pots.)

Du 27 novembre au 1er décembre 1855, l'état du malade demeure à peu près le même : abattement, cependant l'intelligence est parfaitement nette ; le malade répond lentement, mais
exactement aux questions qui lui sont posées. Les deux ordres
d'accidents qui dominent sont, d'une part, la toux et le ballonnement du ventre, d'autre part la diarrhée ; cependant les phénomènes perçus à la percussion et à l'auscultation de la poitrine sont toujours les mêmes, les selles assez nombreuses, 4 à
6 dans les 24 heures, mais toujours volontaires. Le pouls varie
de 96 à 118 par minute, il est faible. Pas de céphalalgie, langue
humide, soif médiocre, pas de vomissements ; pas de délire
pendant la nuit. Quelques taches rosées lenticulaires, à peine
saillantes, d'une couleur assez pâle, apparaissent sur l'abdomen ;
simultanément sudamina sur le ventre.

Du 1er au 7 décembre les accidents deviennent plus graves ;
le 1er la toux augmente, râles sous-crépitants à la base des
deux côtés du thorax (vésicatoire volant sur le sternum. Looch
avec kermès minéral 0 gr. 15. Bouillon. Un peu de vin). Les
jours suivants, l'affaiblissement du malade augmente, sa face
s'amaigrit, la langue et les mains sont fuligineuses ; le ventre
médiocrement météorisé, mais uniformément tendu ; beaucoup
moins de diarrhée.

Le pouls, variant de 104 à 116 pulsations par minute, est
petit, faible, tremblotant. Le 5 décembre on ajoute au traitement 50 gr. de vin de quinquina.

Du 7 au 21 décembre. Aucun changement ne survient dans
l'état du malade ; aucun nouvel accident ne se manifeste ; chaque
jour nous notons l'accablement des forces, l'intégrité de l'intel-

ligence quoique avec un peu de lenteur dans les réponses ; les selles sont peu nombreuses, 2 à 4 dans les 24 heures, le ventre toujours assez développé, tympanique, douloureux à la pression qu'on exerce très rarement et avec les plus grands ménagements. La langue demeure sèche ; les lèvres et les narines fuligineuses; ni nausées, ni envies de vomir. Le pouls garde de 101 à 120 battements par minute ; il est toujours faible. Persistance de la toux ; à l'auscultation mêmes râles sibilants dans la poitrine des 2 côtés avec râles sous-crépitants surtout marqués à droite et à la base, dyspnée augmentant chaque jour (limonade vineuse ; vin de quinquina, vésicatoire sur le côté droit de la poitrine le 19.

Le 19 au soir le malade succombe sans avoir accusé à aucune époque de son affection de douleur vive dans l'abdomen.

Ouverture du cadavre le 21 décembre 1855, à 7 heures du matin.

Cerveau et moelle non examinés.

Poitrine. — *Plèvres* saines. A la base des 2 poumons, surtout à la base du droit, coloration d'un rouge bleuâtre du tissu pulmonaire, avec augmentation de densité et friabilité, coloration rouge foncé de la coupe sans traces de granulations. Pas de tubercules.

Péricarde et cœur sains.

Dans la *cavité péritonéale* existe un épanchement purulent très peu abondant, les bords opposés des anses intestinales sont séparés par une mince couche de fausses membranes et de pus. Injection vasculaire abondante sous-séreuse de la paroi intestinale. Les fausses membranes et le pus sont rassemblés surtout dans la fosse iliaque et dans le bassin. Peu d'injection sous-séreuse du péritoine pariétal. On ne trouve dans la cavité péritonéale aucune trace d'épaississement des matières fécales ou intestinales. En recherchant si une perforation quelconque du tube digestif n'a pas été la cause de cette péritonite, on voit que les matières intestinales liquides s'écoulent par une perforation du gros intestin au point de réunion du côlon ascendant et transverse.

Estomac d'un petit volume, membrane muqueuse d'une teinte grisâtre et un peu ramollie dans le grand cul-de-sac principalement.

Le tiers inférieur de *l'intestin grêle* présente un grand nombre de cicatrices plus ou moins avancées d'ulcérations : les unes sont complètement guéries et marquées seulement par une petite tache d'un gris bleuâtre siégeant au niveau d'une portion de la muqueuse froncée ; ailleurs et plus près de la valvule iléo-cœcale, le rapprochement des bords de l'ulcération ancienne n'est pas encore complet ; les bords adhérents recollés grisâtres, sont maintenus par un tissu cellulo-fibreux d'une teinte nacrée et confondus avec le tissu cellulaire sous-muqueux. Quelques ulcérations sont encore moins avancées, et à leur centre on distingue au milieu d'une muqueuse ulcérée un petit bourbillon jaunâtre. Les plaques de Peyer au niveau de la valvule iléo-cœcale sont encore marquées de cicatrices.

Dans le *cœcum* les ulcérations de la muqueuse sont beaucoup plus nombreuses et plus profondes : quelques-unes de la dimension d'une pièce de 1 franc, intéressent toute la muqueuse ; elles sont par places très raprochées, ne laissant que quelques intervalles de membrane muqueuse. Le bord des ulcérations est grisâtre. décollé. A l'angle du *gros intestin*, à la fin du côlon ascendant et au commencement du côlon transverse, existe au milieu d'un grand nombre d'ulcérations une perforation siégeant sur l'une d'elles. La perforation pourrait facilement laisser passer une plume d'oie ; à son pourtour la membrane muqueuse est largement décollée et à la surface externe le péritoine est un peu marbré de noir et parsemé de fausses membranes. Ces ulcérations deviennent de moins en moins nombreuses, à mesure qu'on descend dans le gros intestin ; enfin dans le *rectum* elles disparaissent complètement.

La rate est assez volumineuse, friable, médiocrement congestionnée.

Foie et *reins* sains.

OBSERVATION II

LEUDET. *Loc. cit.*

Fièvre typhoïde; état adynamique. — Hémorrhagie intestinale six semaines environ après le début de la maladie. — Cessation de l'hémorrhagie. — Mort. — Ulcérations, les unes cicatrisées, les autres non cicatrisées de l'intestin grêle. — Plusieurs petites ulcérations de la muqueuse du rectum.

Ch..., Françoise, âgée de 45 ans, journalière, entre le 12 décembre 1851 à l'Hôtel-Dieu de Rouen, salle n° 1, n° 14, dans le service de M. Leudet.

A la fin de décembre 1851, époque ou je fus chargé du service de cette salle, C... y était déjà depuis près d'un mois. J'appris seulement que la malade avait présenté depuis l'entrée les accidents d'une fièvre typhoïde avec accidents adynamiques. Je la trouvai dans l'état suivant : prostration, état comateux; fièvre, pouls petit, étroit, langue sèche et un peu brune ; selles diarrhéiques fréquentes mais volontaires ; intelligence affaiblie. La malade ne peut fournir que quelques renseignements très incomplets sur sa maladie antérieure.

27 décembre au soir, le pouls était à 112, la peau un peu chaude; dans la journée une épistaxis abondante était survenue et s'était répétée deux fois. (Limon. avec acide sulfurique 1 gr. 50. Potion tonique. Bouillon.)

Du 28 au 30. Les selles qui sont toujours abondantes, liquides, sont un peu teintes de sang noirâtre; on trouve même dans quelques garde-robes des caillots noirs. Le pouls varie de 112 à 124; la peau est chaude et sèche; abattement. (Limon. sulfurée, 2 lavements froids; vin de Malaga 50 gr.; bouillon froid.)

Le 31. Dans la nuit précédente l'affaiblissement est devenu très marqué; les évacuations alvines très abondantes, mélangées d'une petite quantité de sang rouge. La face est pâle et un peu jaunâtre. Dyspnée, R. 48. P. 104, petit, peu développé. (Limon. citrique, 2/4 de lavement avec chacun 2 gr., bouillon.)

Dans la journée l'affaiblissement devenant très marqué, on ajoute au traitement une potion avec 2 gr. d'acétate d'ammoniaque. Pas de selles sanguinolentes.

1er janvier 1885. Affaiblissement devenant très marqué, un peu de délire calme; langue sèche; pas de sang dans les selles. Mort le 2 janvier, à 5 heures du matin.

AUTOPSIE. — *Cerveau* non examiné.

Thorax. — Aucune altération des deux plèvres; les poumons sont, en avant, d'une couleur grisâtre claire; les deux lobes inférieurs en arrière un peu pesants, d'une couleur rougeâtre, lie de vin, friables, et donnant lieu à la coupe à un écoulement séro-sanguinolent, médiocrement aéré. Les bronches sont rouges et contiennent un liquide lie de vin clair; nulle part de granulations tuberculeuses ou pneumoniques.

Le *cœur* est un peu flasque, mou, d'une couleur feuille morte à l'intérieur; ses cavités ne renferment que du sang liquide.

Péritoine sain.

L'*estomac*, d'une capacité normale, présente une coloration d'un rouge clair avec un léger piqueté plus marqué dans la région pylorique que dans le grand cul-de-sac; sa consistance est partout diminuée; les lambeaux que l'on détache sont à peine formés qu'ils se rompent, surtout ceux du grand cul-de-sac.

La moitié supérieure de l'*intestin grêle* présente une injection très marquée des vaisseaux sous-muqueux. Au 1/3 inférieur, on trouve des plaques de Peyer saillantes, épaissies, adhérentes au tissu cellulaire sous-muqueux.

Quelques-unes présentent des ulcérations recouvertes d'une matière bourbillonneuse analogue à de la fibrine de sang coagulé; les bords des ulcérations sont affaissés. Immédiatement au-dessus de la valvule la muqueuse, d'une couleur grisâtre claire, présente un certain nombre de plaques cicatrisées avec pertes de substance dont le fond est constitué par un tissu cellulaire dense et blanchâtre, sur lequel se dessinent les bords des ulcérations recollés et d'une couleur grisâtre ; presque immédiatement au-dessus de ces plaques cicatrisées existent d'autres ulcérations rondes ou ovales profondes et dont les bords présentent un peu de matière bourbillonneuse adhérente.

Le *gros intestin* contenait des matières jaunâtres, verdâtres, assez abondantes, sans trace de sang ; la muqueuse est pâle, sans arborisation et présente dans le *rectum* une vingtaine d'ulcérations à bord non décollés, du volume d'un gros pois et n'occupant que la muqueuse rectale. Aucune ulcération n'existait dans le creux ou dans les *côlons.*

Le *foie*, d'un volume ordinaire, d'une couleur fauve assez uniforme et mou ; la bile est claire, assez abondante et jaunâtre.

Rate un peu volumineuse, assez ferme, à peine ramollie, peu congestionné sans épaississement ou adhérences de la fibreuse.

Reins sains. Hydropisie avec adhérences de la trompe gauche. Le col de l'utérus est virginal, un peu aplati ; sa cavité contient un peu de mucus sanguinolent et quelques petits caillots. *Ovaires* sains.

Autant le colotyphus primitif est rare, autant la localisation secondaire des lésions sur le gros intestin est fréquente, après que l'éruption de l'iléon a rétrogradé.

Il y a même un certain nombre d'auteurs qui tendent à admettre que la poussée ulcéreuse sur le gros intestin est la *lésion de la rechute.* Un assez grand nombre de faits semble leur donner raison. « Il se peut, dit Griesinger, que le processus de récidive occupe uniquement le gros intestin, exempt auparavant d'ulcérations. »

Ceppi (1), Meunier (2) ont observé des cas où les lésions récentes accompagnant la rechute se limitaient strictement au gros intestin. M. Hérard (3) a communiqué à la Société médicale des hôpitaux un fait analogue. M. Bucquoy, dans la même séance, en a rapporté un autre exemple. Cet éminent médecin (4) professe que la rechute est très souvent caractérisée au point de vue anatomique par une localisation secondaire de l'agent typhique sur le gros intestin.

Nous pouvons admettre en tout cas que, d'une façon générale, les altérations du gros intestin sont *plus tardives* que celles de l'iléon. Aussi la réparation s'y fait-elle parfois avec difficulté et lenteur ; et c'est au niveau du côlon que l'on observe le plus fréquemment les ulcères torpides ou *ulcères atoniques*, qui sont le point de départ d'accidents consécutifs.

Suivant M. le Prof. Cornil (5), ces ulcérations secondaires n'ont rien de spécifique, et sont le résultat d'une entéro-colite catarrhale indépendante de la fièvre typhoïde. Suivant cet auteur, dont l'opinion a, dans l'espèce, tant d'autorité, la répétition des lésions intestinales dans la rechute ne serait qu'une exception, et la réversion ne serait le plus souvent qu'une fièvre secondaire sous la dépendance d'une entéro-colite catarrhale.

(1) CEPPI. *Progrès médical*, 1877.

(2) MEUNIER. *Sur la fièvre typhoïde à rechutes*. Th. Paris, 1883.

(3) HÉRARD. *Bulletin de la Société médicale des hôpitaux*, 1872, p. 93.

(4) BUCQUOY. *Communication orale*.

(5) CORNIL. *Société médicale des hôpitaux*, 1872.

M. Cornil a, pour la première fois, développé cette opinion devant la Société médicale des hôpitaux en 1872, à propos d'une observation de rechute fébrile accompagnée de tous les symptômes de la fièvre typhoïde, et qui se termina par la mort. A l'autopsie, il trouva des cicatrices ardoisées des plaques de Peyer, une gastrite et une entéro-colite catarrhales, et une tuberculisation des poumons.

« Nous croyons pouvoir avancer, dit l'auteur, que l'inflammation du gros intestin était la coïncidence anatomique des symptômes de la rechute. Nous sommes soutenu dans cette affirmation par les phénomènes de diarrhée que rien n'a pu vaincre, et par la grande étendue et l'intensité de l'inflammation de cette muqueuse propagée finalement à toute la longueur du tube gastro-intestinal... Il est donc logique d'admettre la succession des phénomènes morbides ainsi qu'il suit :

1° Une fièvre typhoïde grave.

2° Une rechute de fièvre à symptômes typhoïdes causée par un catarrhe iléo-colique de la plus grande intensité.

3° Une éruption tuberculeuse discrète dans des poumons ayant eu autrefois une atteinte de même nature.

En nous fondant sur les renseignements tirés de l'observation qui précède, nous attirerons l'attention de nos collègues sur cette question : à savoir si les rechutes de la fièvre typhoïde sont caractérisées anatomiquement par une tuméfaction des plaques de Peyer analogues à celles de la fièvre typhoïde initiale, ou seulement par une entéro-colite commune ».

M. Hutinel (1) nous apprend que, depuis l'époque où il fit cette communication, les faits observés par M. Cornil n'ont guère modifié ses opinions ; qu'aujourd'hui encore il émet des doutes sur la répétition des lésions de l'intestin dans les réversions de la fièvre typhoïde ; qu'il pense encore qu'il s'agit, dans la majorité de ces cas, d'une fièvre symptomatique d'une entéro-colite ou même d'une complication qui échappe quelquefois à l'observateur.

La théorie admise par M. le Prof. Cornil n'est généralement pas adoptée. Elle fut combattue à son apparition par M. le Prof. Potain qui cita l'observation d'un malade dont les rechutes multiples n'étaient certainement pas causées par un catarrhe intestinal, puisqu'elles n'avaient pas été accompagnées de diarrhée. MM. Bucquoy, Brouardel, Hérard s'élevèrent également contre cette manière de voir, qui n'est pas non plus admise par M. Hutinel.

Il convient toutefois de retenir des faits avancés par M. Cornil cet enseignement que les lésions typhoïdes typiques du gros intestin ne sont pas constantes dans la rechute. Elles sont du moins très communes, et nous verrons qu'elles suffisent à assurer à la réversion une physionomie clinique un peu différente de celle que présentait le malade à la première atteinte.

Dans le colotyphus, les altérations des ganglions abdominaux ne sont pas tout à fait les mêmes que celles qui accompagnent l'iléo-typhus ordinaire. On remarque en

____

(1) Hutinel. *Convalescence et rechutes de la fièvre typhoïde*, p. 158.

effet que les glandes mésocoliques sont plus affectées que celles du mésentère. Pourtant, cette relation n'est pas absolument constante. Murchison croyait que les tuméfactions ganglionnaires étaient toujours secondaires, et qu'elles avaient pour point de départ des lésions siégeant dans le territoire lymphatique correspondant. Cette opinion n'est pas entièrement exacte. L'adénopathie typhoïdique peut être primitive; au point de vue de l'intensité des lésions, elle n'est pas toujours similaire; et Homolle fait observer avec raison qu'on voit souvent des ganglions malades en rapport avec des portions saines de l'intestin.

Suivant Betke, la péritonite sans perforation succède plus souvent aux lésions du gros intestin qu'à celles de l'intestin grêle. Quant à la péritonite par perforation, elle ne diffère pas anatomiquement de celle qui suit les lésions profondes de l'intestin grêle. Notons cependant la possibilité des abcès stercoraux (Leudet).

La perforation du gros intestin, le plus souvent unique, peut être multiple, et dans un fait de Gollammer il n'existait pas moins de quatre perforations siégeant sur le cæcum. La statistique de Nacke portant sur 127 autopsies, indique la perforation comme portant douze fois sur le côlon et quinze fois sur l'appendice cœcal.

Une mention spéciale doit être faite pour les perforations de l'appendice. Elle donne lieu à une complication particulière, la pérityphlite post-typhoïdique, bien étudiée par Gouronnec, et sur laquelle nous reviendrons plus loin. La perforation est occasionnée fréquemment ici par la présence de corps étrangers ou de matières fécales durcies dans la cavité de l'appendice.

Quant à la perforation du rectum, elle a été observée par Leudet qui signale à sa suite la persistance possible de fistules anales (Leudet. Loc. cit., obs. XV).

Nous reproduisons ci-dessous un exemple remarquable de perforation du rectum, emprunté à Gueneau de Mussy. L'auteur fait remarquer que, dans cette observation, c'est le gros intestin qui a été le principal foyer du travail morbide.

OBSERVATION III

M. GUENEAU DE MUSSY. *Loc. cit.*

Fièvre typhoïde à forme abdominale. — Mort brusque. — Lésions caractéristiques, mais peu importantes, dans l'intestin grêle. — Ulcérations nombreuses dans le gros intestin ; perforation au niveau du rectum.

Un jeune homme succombe à une fièvre typhoïde dans laquelle les troubles intestinaux avaient dominé : la mort était survenue d'une manière brusque et inattendue. A l'autopsie, je trouvai un épanchement considérable de matières fécales liquides dans la cavité péritonéale. Dans plusieurs portions du péritoine, et notamment au niveau de la fosse iliaque, on observait, au-dessous de la séreuse, une injection très vive et de petites ecchymoses ressemblant à des pétéchies.

Le grand épiploon présentait une coloration rouge livide ou brunâtre ; pas d'épanchement séreux ni purulent et aucun autre signe d'inflammation.

A la partie inférieure de l'intestin grêle existait une grande et large plaque saillante. D'autres, situées au-dessus de celle-ci, sont apparentes, ponctuées de noir, mais sans saillie. On remarquait, en outre, dans l'iléon, une éruption presque confluente de follicules isolés; ils étaient gros, arrondis et saillants.

Dans le gros intestin se montraient de nombreuses et larges ulcérations qui avaient pour fond la tunique musculeuse. Leurs bords, irrégulièrement découpés et saillants, étaient d'un rouge livide. Dans quelques-unes, la tunique musculeuse elle-même était altérée, et, au niveau de l'extrémité supérieure du rectum, existait une perforation dont les bords noirâtres et constitués par le péritoine sphacélé indiquaient qu'elle avait succédé à une eschare de la séreuse formant le fond d'un ulcère de cet intestin.

Les ganglions mésentériques étaient tuméfiés. L'absence de symptômes et de lésions accusant une péritonite prouve que cette perforation s'était faite peu de temps avant la mort.

L'observation suivante de Murchison, qui est restée unique, montre que la *périhépatite*, la péritonite localisée au voisinage du foie, peut être la conséquence d'une perforation de l'angle du côlon ascendant avec le côlon transverse. Les rapports anatomiques de la région indiquent suffisamment la possibilité de cette complication à la suite de lésions portant sur le gros intestin.

OBSERVATION IV

MURCHISON. *Loc. cit.*

Fièvre typhoïde. — Convalescence. — Rechute. — Perforation du côlon le soixante-treizième jour. — Adhérence de l'intestin perforé à la vésicule biliaire. — Mort le quatre-vingt-quatorzième jour.

Samuel W..., âgé de 48 ans, tomba malade vers le 5 février 1872, et, le 13 février, fut admis au London Fever Hospital, où il resta jusqu'au 5 mars, époque à laquelle il sortit convalescent.

Parmi les symptômes notés au Fever Hospital, on remarquait la langue sèche et rouge, l'abdomen distendu, la diarrhée, le délire et les taches roses.

Le 23 mars (quarante-huitième jour), il fut repris de pyrexie et de diarrhée, et le 3 avril (cinquante-neuvième jour), il fut admis dans mon service à Saint-Thomas's hospital. Il était alors abattu et amaigri; langue sèche et brune, beaucoup de délire; diarrhée persistante, et sensibilité dans la région du cœcum. Au bout de quelques jours, la fièvre diminua et les symptômes généraux s'améliorèrent; cependant il n'y avait pas de convalescence réelle, et le 18 avril (soixante-quatorzième jour), il fut subitement pris de douleurs aiguës à l'épigastre; respiration thoracique et rapide. Ces attaques se reproduisent plusieurs fois; la région hépatique devint très sensible, et le malade retomba dans un état typhoïde, mais n'eut ni frissons ni sueurs nocturnes. Il mourut le 8 mai (quatre-vingt-quatorzième jour); plusieurs jours avant la mort, les extrémités étaient froides, livides, et la température au-dessous de la normale (36°).

Autopsie. — Nombreuses ulcérations typhoïdes, pour la plupart cicatrisées à la partie inférieure de l'iléon. Récente périhépatite de la face supérieure du foie. La courbure hépatique du côlon était adhérente à la vésicule biliaire; un abcès de la grosseur d'une cerise occupait le point d'adhérence. La surface muqueuse correspondant à la vésicule biliaire était intacte, mais celle du côlon était ulcérée, et paraissait avoir été le siège d'une perforation communiquant avec l'abcès.

CHAPITRE II

Il est extrêmement difficile de grouper un certain nombre de symptômes dont le caractère soit net pour qu'on puisse affirmer, en présence d'un typhique à la période d'état, que la lésion abdominale prédominante siège dans le gros intestin. Cependant on a indiqué quelques signes dont la réunion peut faire présumer le colotyphus. Ce sont : le siège de la douleur provoquée, le météorisme, et surtout la diarrhée.

Peu de typhiques se plaignent spontanément de douleurs abdominales. Il faut, pour éveiller cette douleur, exercer une pression sur le ventre. Dans la majorité des cas, la souffrance ainsi provoquée est assez obtuse, sauf en un point, la fosse iliaque droite, où la pression des doigts éveille une vive douleur qui arrache une plainte au malade et le fait momentanément sortir de sa torpeur. La localisation de la douleur en cette région est incontestablement en rapport, dans les cas habituels, avec la confluence des lésions au voisinage de la valvule iléo-cœcale, dans la dernière portion de l'iléon. Or, chez quelques malades, ce lieu d'élection ne se rencontre pas ; le ventre est uniformément sensible, ou, mieux encore, la douleur suit exactement le trajet du côlon. Parfois même, ce n'est plus dans la fosse iliaque droite, c'est dans la fosse iliaque gauche que l'on détermine le maximum de la sensibilité. Dans ces conditions, on est autorisé à supposer une inflammation de la muqueuse colique plus intense que de coutume.

Toutefois, la douleur provoquée par la pression dans la fosse iliaque gauche n'indique la lésion de l'S du côlon, qu'autant qu'elle s'accompagne de gargouillement. En effet, si le malade n'a pas de diarrhée, une telle localisation de la douleur devrait plutôt faire penser à une accumulation de matières fécales dans l'S iliaque. Le palper méthodique de la région pourra servir à élucider ce point de diagnostic.

Dans l'observation suivante qui provient du service de notre cher maître M. Hanot, les douleurs abdominales fort vives étaient surtout précisées au niveau de la région splénique. Cette localisation spéciale de la sensibilité était en rapport avec l'existence d'une périsplénite et d'infarctus de la rate, constatés à l'autopsie.

Quant aux lésions intestinales, elles étaient très confluentes au niveau du gros intestin, ce qui rend compte de la sensibilité diffuse du ventre et surtout de l'abondance des selles diarrhéiques.

OBSERVATION V (PERSONNELLE)

*Fièvre typhoïde. — Délire précoce. — Douleurs violentes dans
la région splénique. — Lésions prédominantes du gros intestin. — Infarctus de la rate et du poumon.*

Le nommé X..., âgé de 19 ans, menuisier, entre le 4 janvier 1888, salle Aran, lit n° 26, dans le service du docteur Hanot.

La mère est morte à 37 ans. (Le malade ignore de quelle
maladie.) Le père s'est suicidé dans un accès de folie.

Pas d'antécédents personnels.

Le 31 décembre, le malade déjà indisposé depuis deux ou trois
jours fut obligé de cesser son travail, en proie à un malaise
général, avec des douleurs dans les membres, une violente
céphalalgie et beaucoup de fièvre.

Il est resté couché chez lui pendant quatre jours, avec les
mêmes phénomènes et a été transporté le 5 à l'hôpital. Dans la
nuit du 5 au 6 le malade a été très agité. Il s'est levé à plusieurs
reprises différentes, voyant des hommes à sa poursuite et a
cherché à s'échapper de la salle.

Ce matin 6 janvier, il est plus calme; le délire persiste; le
malade répond d'une façon incohérente aux questions qu'on lui
adresse.

Céphalalgie violente.

Langue blanchâtre, rouge sur les bords; le ventre n'est pas
sensible à la pression; pas de douleur à la pression de la fosse
iliaque droite. Pas de gargouillement.

Pas de diarrhée. Pas d'épistaxis. Pas de congestion pulmonaire.

Un verre d'eau de Sedlitz; lavements de musc. Limonade
vineuse, bouillon et lait.

Le 7. Nuit moins agitée que la précédente. Même état général.

Le 8. Nuit calme ; le malade répond avec clarté aux questions qu'on lui adresse.

Plus de douleurs de tête. Soif très intense, anorexie complète. La langue est largement fendillée à la surface et recouverte d'un enduit grisâtre et brillant.

Le 9. Même état.

Le 10. Nuit très calme. La langue toujours blanche, largement fendillée. La bouche et l'arrière-bouche sont très sèches.

Les mouvements de déglutition sont très difficiles.

La peau du ventre est brûlante (lotions vinaigrées). Grande douleur au niveau de la rate. Diarrhée.

Le 11. Même sécheresse de la bouche et de la gorge. Peau toujours brûlante. La douleur de la région splénique a augmenté d'intensité. Elle empêche le malade de faire le moindre mouvement et occasionne une grande dyspnée. La rate est très hypertrophiée et la peau est très tendue de ce côté. Pouls très petit et très rapide. Battements du cœur très accélérés. Cette nuit le malade a été encore un peu agité. Il a parlé presque toute la nuit.

On entend, à l'auscultation, quelques râles sibilants. Apparition de taches rosées lenticulaires.

Le 12. La douleur de la région splénique a un peu diminué d'intensité, mais elle a gagné en étendue et a envahi à peu près toute la paroi abdominale. Le ventre est ballonné.

Cataplasmes laudanisés sur le ventre. 40 gr. de rhum, 1 gr. de sulfate de quinine.

Le 13. Région abdominale toujours douloureuse. La peau semble moins tendue du côté de la rate.

Diarrhée abondante. Langue toujours très sale et recouverte des mêmes mucosités.

Le 14. Le ventre est moins douloureux aujourd'hui. La peau est plus souple et moins sèche que les jours précédents. La bouche est également moins sèche. La langue est toujours aussi sale. Le malade semble moins abattu.

La diarrhée persiste, très intense. Les selles sont d'une odeur insupportable. Albumine dans les urines.

Le 15. Même état.

Le 16. La douleur de ventre a beaucoup diminué. Il faut la provoquer par la pression de la fosse iliaque droite.

Le 18. Une plaque d'érysipèle a commencé à apparaître sur le nez. Le malade semble aller beaucoup plus mal aujourd'hui. La bouche est très sèche ; le malade peut à peine l'ouvrir, ne peut pas déglutir et articule à peine quelques paroles. Les dents sont fuligineuses, les muqueuses des lèvres recouvertes d'enduits noirâtres.

Le malade accuse une douleur très vive dans la région sous-maxillaire droite qui est très enflée à cet endroit.

Diarrhée très abondante.

Mort dans la nuit du 17 au 18.

AUTOPSIE. — *Péritoine* intact. — L'extrémité terminale de l'intestin grêle, surtout au niveau de la valvule iléo-cœcale, présente de nombreuses *plaques de Peyer*, saillantes, ulcérées par places. *Toute la première moitié du gros intestin est criblée de follicules clos, ulcérés, à surface grisâtre; nulle part la lésion ne dépasse la muqueuse.*

Foie. — Coloration rouge brun habituelle, volume normal. Poids 1700 gr. Coupe lisse. Rien de spécial à noter.

Reins. — Volumineux, se décortiquant très facilement. La substance corticale est pâle et décolorée.

Cœur. — Coloration rouge normale ; pas de lésions orificielles ni endocardiques.

Poumons. — Le lobe inférieur du poumon droit semble, au toucher, hépatisé dans presque toute son étendue. A la coupe on distingue 3 infarctus siégeant : l'un, du volume d'une grosse noix, à la partie moyenne du lobe ; l'autre sur le bord inférieur ; le troisième à la scissure interlobaire. Le reste du poumon est sain, ainsi que le poumon gauche.

Rate. — Poids : 260 gr. Assez dure, assez résistante. Périsplénite avec fausses membranes ; trois infarctus siégeant l'un sur le bord antérieur, les deux autres plus petits dans l'épaisseur de l'organe.

Le *météorisme* intense est le second symptôme indiqué comme ayant quelque valeur diagnostique au point de vue de la localisation prédominante des lésions dans le gros intestin. « L'infiltration diffuse de la muqueuse du côlon, dit Homolle, favorise le développement d'un météorisme intense. » Si le fait est exact, on doit estimer que l'abondance des lésions du gros intestin est une condition mauvaise ; la tympanite en effet, en refoulant le diaphragme, gêne la respiration ; elle empêche dans une certaine mesure l'évacuation des matières ; et enfin, comme le fait remarquer Gueneau de Mussy (p. 228), elle favorise les perforations. Mais la production du météorisme peut tenir à tant de causes, qu'on ne sait vraiment trop quelle part d'influence il faut attribuer à l'altération des follicules isolés du côlon.

Certes, la paralysie de la tunique musculaire de ce viscère peut être favorisée par les ulcérations de sa tunique interne, d'après la loi de Stokes. Mais dans la majorité des cas l'intervention du système nerveux central parait jouer le plus grand rôle dans la production de cet accident. On l'observe en effet au plus haut degré dans les formes ataxo-adynamiques de la fièvre typhoïde. De plus, il faut faire entrer en ligne de compte l'altération possible du foie. La bile, comme on le sait, a la propriété de modérer les fermentations intestinales ; et on voit le météorisme se développer chez les animaux en expérience après la ligature du canal cholédoque. Si la fièvre

typhoïde s'accompagne de dégradations viscérales pré-
coces, si les modifications d'hépatite infectieuse, récem-
ment étudiées par Siredey, s'établissent de bonne heure,
il est possible que la perturbation de la sécrétion biliaire
qui en est la conséquence soit également une condition
de développement du météorisme. Donc, nous n'accor-
dons à ce symptôme qu'une importance médiocre dans
le diagnostic du colotyphus. Nous croyons surtout sa
valeur bien moindre que celle de la douleur à gauche, et
surtout de la diarrhée.

« Dans bien des cas, dit Gueneau de Mussy, l'intensité de la diarrhée n'est pas en rapport avec l'étendue des
lésions intestinales. Chez des malades qui ont été constamment constipés, on peut trouver des ulcérations profondes; quelquefois même elles sont en contact avec les
scybales qui sont restées dans la cavité de l'intestin
grêle. Mais si cette proposition est exacte pour les lésions
de l'intestin grêle, elle ne me paraît pas applicable à celles du gros intestin; et dans le cas où ces lésions sont
très accentuées, j'ai toujours rencontré de la diarrhée. »

Si l'on s'en rapporte à l'expérience de Gueneau de
Mussy, la diarrhée abondante serait donc un symptôme
révélateur *constant* du colotyphus. Cette relation impli-
que le danger des localisations ulcéreuses sur le gros
intestin. Il est certain en effet que la gravité d'une fièvre
typhoïde peut se mesurer à l'abondance des évacuations
alvines. Sa persistance favorise en outre l'apparition de
l'érythème et des eschares.

La fétidité exagérée des selles est également indiquée
dans quelques-unes des observations que nous avons

consultées. Elle était remarquable chez le malade dont nous avons précédemment rapporté l'histoire. La fétidité de la diarrhée est, comme on le sait, en rapport avec la gravité de la maladie.

Voici une observation de Murchison, où l'on peut voir cette combinaison des lésions du gros intestin avec l'intensité du flux diarrhéique.

OBSERVATION VI

MURCHISON. *Loc. cit.*

John S..., âgé de 19 ans, admis au London Fever Hospital, le 23 août 1865. Il avait été malade depuis quatorze jours au moins, et au moment de son admission présentait tous les symptômes d'une grave fièvre typhoïde avec péritonite. Peau chaude et moite ; nombreuses taches roses sur le tronc. Pouls 120, petit et faible. Langue sèche, fendue et couverte d'un enduit. Abdomen énormément distendu, tympanique et sensible ; selles fréquentes et liquides. Respiration entièrement thoracique. Eschares sur le sacrum. Les taches roses n'ont pas été vues après le 26 août. L'état si distendu et tympanique du ventre persista le 31, on remarqua un gonflement inégal et onduleux, qui faisait croire que les intestins adhéraient aux parois abdominales. Malgré tout ce que l'on put faire, la diarrhée continua profuse ; mais on ne voyait pas de sang, si ce n'est en petites quantités, dans les selles du 29 août, du 2 et du 3 septembre. L'esprit était lourd et confus dès le début ; mais le malade était toujours prêt à prendre des boissons et put jusqu'à la mort répondre aux questions qu'on lui adressait. Le pouls varia de 100 à 140, mais se maintint en général à 120, et fut toujours petit et faible. Les eschares de la peau étaient étendues et le faisaient beaucoup souffrir. Après le 1er septembre, il eut des évacuations involontaires. Il mourut le 7 septembre.

Autopsie. — Toute la surface du péritoine couverte d'une mince couche de lymphe. Dans le gros intestin de nombreuses petites ulcérations, dont trois avaient produit la perforation ; l'une à environ 6 centimètres et demi de la valvule iléo-cœcale, et deux dans la courbure sigmoïde.

Le contenu des intestins ne s'était pas du tout échappé dans la cavité péritonéale. On trouvait des ulcérations atoniques, à bords frangés dans l'iléon ; mais dans aucune il n'y avait de perforation. Pneumonie lobulaire des deux poumons.

Ainsi donc, le siège spécial de la douleur abdominale, le météorisme excessif, l'abondance outrée de la diarrhée et sa fétidité, tels sont les caractères qui permettent de présumer une prédominance des lésions typhoïdiques sur le gros intestin. D'après Leudet et Gueneau de Mussy, nous croyons que l'extrême fréquence des selles est le moins contingent de ces signes.

Il est bien entendu que l'intensité de la diarrhée prend une importance tout autre, au point de vue du diagnostic du siège des lésions, quand elle se manifeste après la défervescence et non dans la période d'état.

La persistance et l'opiniâtreté de la diarrhée est alors un signe excellent de côlite ulcéreuse, et elle indique la persistance d'ulcérations atoniques dans le gros intestin.

Voyons maintenant s'il existe des complications spéciales à la forme de dothiénentérie que nous étudions, et cherchons si la physionomie particulière de ces accidents peut faire affirmer leur origine spéciale dans un point quelconque du trajet du gros intestin.

L'hémorrhagie intestinale paraît appartenir plutôt aux

formes communes d'iléotyphus qu'à la variété dont nous nous occupons. Il est incontestable néanmoins qu'elle peut parfois trouver son point de départ dans une ulcération du gros intestin. Nous n'en voulons pour preuve que l'observation 11 du mémoire de Leudet.

Quand l'entérorrhagie prend sa source dans une ulcération de l'intestin grêle, ce qui est l'ordinaire, le sang est le plus souvent évacué après avoir subi des modifications régressives. Il est brunâtre, et intimement mélangé aux selles qui prennent l'apparence du goudron. Si l'hémorrhagie est très abondante, le sang peut être rendu pur, et alors le malade présente les symptômes habituels des hémorrhagies internes, petitesse et fréquence du pouls, chute de la température, pâleur, tendance syncopale. Chez un malade qui ne présenterait aucun de ces phénomènes généraux et qui rendrait du sang rouge en petite quantité, on serait peut-être en droit de présumer que l'hémorrhagie s'est produite en un point de l'intestin peu éloigné de l'anus, c'est-à-dire dans le rectum ou dans le côlon.

Nous avons dit que, suivant la statistique de Betke, la *péritonite sans perforation* a plus souvent son point de départ dans le côlon ou dans le cœcum que dans l'iléon. Mais, comme le fait remarquer Homolle, il est bien difficile de déterminer avec précision quelle partie de la séreuse a été primitivement envahie, et l'on peut seulement affirmer que le point de départ est sur l'intestin. nous avons vu précédemment que le seul cas de *péritonite périhépatique localisée* (observation de Murchison), était consécutif à une ulcération siégeant à l'angle des

côlons. La périhépatite pourtant ne saurait être considérée comme relevant d'une lésion du gros intestin, car
elle se montre bien plus souvent à la suite de la perforation de la vésicule biliaire.

La *perforation intestinale* peut siéger en n'importe
quel endroit du trajet du gros intestin.

Seules, les perforations du cœcum et de l'appendice
peuvent être reconnues par des caractères cliniques spéciaux. Quant à celle du rectum, dont nous avons ci-des-
sus rapporté un exemple d'après Gueneau de Mussy, son
diagnostic est à peu près impossible. Il en est de même
de la perforation de l'S iliaque du côlon, comme en
fait foi l'observation suivante.

OBSERVATION VII (PERSONNELLE)

*Fièvre typhoïde. — Prédominance des lésions sur le gros
intestin. — Perforation de l'S iliaque. — Péritonite limitée.*

La nommée Maria P..., âgé de 17 ans, domestique, entre
le 25 novembre 1887, salle Rostan, lit nº 7, dans le service de
M. le docteur Hanot.

Pas d'antécédents héréditaires.

Pas de maladies antérieures.

La malade était domestique dans un petit ménage parisien
où elle se surmenait.

Le jeudi 16, 9 jours avant son entrée, elle est brusquement
saisie d'un violent mal de tête avec des vertiges, des bourdonne-
ments d'oreille, une lassitude et une courbature générale.

Elle a dû dès lors interrompre son travail.

Depuis, son état ne s'est pas amélioré. Elle n'a eu ni épistaxis,
ni nausées, ni vomissements.

Elle entre à l'hôpital le 25 novembre.

Le lendemain matin, lorsque nous l'examinons à la visite, nous sommes d'emblée frappé de son état accentué de prostration. Son faciès est morne, hébété. Elle est indifférente aux excitations extérieures.

Lorsqu'on l'interroge elle se plaint de maux de tête, de courbatures. La langue est rouge sur les bords et à la pointe. Il n'existe pas de diarrhée. La pression au niveau de la fosse iliaque droite ne détermine ni gargouillement ni douleur. Sur le ventre quelques taches rosées lenticulaires, disparaissant à la pression, disséminées et rares.

L'auscultation du cœur ne révèle rien d'anormal.

Au poumon, râles ronflants et sibilants de bronchite, quelques râles sous-crépitants à la base.

Pas d'albumine dans les urines

Température matin 38°,6 ; soir 40°,2.

Du jour de son entrée au 2 décembre, la fièvre typhoïde suit son cours normal, sans complications d'aucune sorte. La température reste très élevée, oscillant de 39°,6 le matin à 40°,4 le soir. La diarrhée est très abondante.

Le 2. Le météorisme abdominal devient très prononcé. Le ventre est ballonné, douloureux à la pression. Diarrhée toujours abondante.

Le 3. Légère épistaxis.

Le 5. Nouvelle épistaxis. La température vespérale tombe à 39°,4.

Jusqu'au 18, la température descend graduellement ; à cette date elle n'est plus qu'à 38°,5 le soir. L'état du poumon est le même. La respiration est à peu près normale.

Dans les jours suivants, la diarrhée devient de plus en plus abondante. Le 23 décembre, on constate la présence du sang dans les selles. La température vespérale remonte graduellement.

Le 25. Au soir elle est à 40°,2 ; le même jour symptômes de péritonite : vomissements porracés, hoquet, etc...

Les 26, 27, 28, 29. La température reste aux environs de 40°. Diarrhée toujours abondante, selles mêlées de sang et involontaires. Une eschare apparaît à la région sacrée.

La malade est dans un état de prostration absolue, d'hébétude. Elle se plaint sans cesse, le moindre mouvement lui est pénible. Si on l'interroge elle ne semble pas avoir conscience de son état : « cela va bien, cela va bien mieux », est sa réponse. Elle se plaint pourtant de vives douleurs dans les reins et dans les membres inférieurs.

Les 30, 31 décembre, 1er janvier. La diarrhée devient moins abondante, il n'y a plus de sang dans les selles. A la poitrine, râles de bronchite disséminés, congestion des bases. Les battements du cœur sont nets et distincts, les poul est petit, accéléré, la température oscille entre 39°,6 et 40°,2.

Le 2. Les battements du cœur s'accélèrent, le pouls est petit et rapide.

Le 3. Le pouls est à 140, la température vespérale à 40°,2, la poitrine est pleine de râles. Il existe de la carphologie, des soubresauts des tendons, des douleurs généralisées aux muscles du thorax et des membres.

Le 4. Pouls 150. Température matin 40°,4, soir 39°,8. Carphologie, douleur et raideur de la nuque. La malade, continuellement assoupie, ne se réveille que pour gémir et se plaindre.

La diarrhée est moins abondante, la langue et les dents sont fuligineuses. La face et grippée, cyanosée. La respiration est pénible et accélérée.

Le 5. La malade meurt à 6 heures du matin après une période d'excitation, de cris et de soubresauts.

Autopsie. — A l'ouverture du corps, il s'échappe de la cavité péritonéale une certaine quantité de liquide muco-purulent. Les anses intestinales ne présentent, à première vue, pas trace de fausses membranes.

Cœur. — Surchargé de graisse. Peu volumineux. Pas de péricardite. Poids 210 gr. Rien à noter dans les cavités cardiaques, ni au niveau des valvules. Le myocarde a sa teinte normale.

Poumons. — Les lobes inférieurs sont congestionnés, surtout en arrière. Le reste du poumon est exsangue et emphysémateux.

Plèvre. — Pas d'épanchement.

Cerveau et moelle. — Pas de lésions macroscopiques appréciables.

Foie. — Poids 1260 gr. Couleur brun marron à la coupe. Il n'est pas granuleux ; la bile est jaune.

Rate. — Poids 110 gr., ne paraît pas augmentée de volume.

Reins. — Poids 115 gr. On constate à la coupe que leur substance est brun clair, sans granulations.

Intestin. — Intestin *grêle*. Près de la valvule iléo-cœcale on aperçoit de nombreuses plaques de Peyer cicatrisées. Les cicatrices sont brunes et absolument lisses.

Gros intestin. — Les lésions sont moins avancées et en pleine période d'ulcération ; on trouve surtout dans le cœcum et le côlon ascendant de nombreux follicules clos ulcérés ; les ulcérations à bords déchiquetés arrivent jusqu'à la tunique musculeuse.

Les mêmes lé- ..s se retrouvent moins abondantes sur tout le reste de l'inte. ..n.

Au niveau de l'S iliaque, il existe une *perforation* à bords nets, comme tranchés à l'emporte-pièce. Tout autour dans l'étendue d'une pièce de 5 francs, la muqueuse est ulcérée et détruite.

Sur la surface péritonéale, aux points correspondants on voit des fausses membranes de péritonite récente.

De même que le rectum et l'S iliaque, le côlon ascendant peut devenir le siège d'une perforation. L'observation XII du mémoire de Leudet en est un remarquable exemple. Mais nous n'avons pu trouver de faits où la lésion siégeât sur le côlon transverse.

En revanche, les observations abondent où la perforation s'était produite au niveau du cœcum ou de son appendice. La fréquence et la confluence des lésions en cette région, l'existence d'une plaque de Peyer dans l'appendice, la stagnation des matières dans le réservoir cœcal, l'opportunité créée par la présence de corps étrangers, tout concourt pour faire du cœcum le lieu d'élection des perforations du gros intestin.

Deux ordres de faits doivent être distingués : ou bien la perforation donne lieu à une péritonite aiguë généralisée; ou bien à la typhlite ulcéreuse succède un abcès péricœcal, une périty phlite suppurée.

Le premier cas est de beaucoup le plus ordinaire. Si l'on parcourt les observations, on voit que les choses se passent habituellement de la façon suivante : des symptômes de péritonite se déclarent au cours d'une fièvre typhoïde ; l'existence d'une perforation est diagnostiquée, mais non son siège; à l'autopsie on constate que la lésion ne porte pas sur la fin de l'iléon, mais sur l'appareil cœcal.

L'observation de Gueneau de Mussy que nous reproduisons ci-dessous, montre bien cet enchaînement de faits. Au contraire dans notre observation IX, la perforation ne fut reconnue qu'à l'autopsie ; les symptômes réactionnels manquèrent, une hémorrhagie intestinale profuse ayant plongé le malade dans l'adynamie.

Observation VIII

N. Gueneau de Mussy.

*Dothiénentérie compliquée au début d'œdème du scrotum. —
Le vingt-septième jour, signes de péritonite, perforation du
cœcum, mort.*

Paul T..., âgé de 17 ans, à Paris depuis un an, et jouissant
habituellement d'une bonne santé, fut pris, le 13 octobre 1876,
de frissons, de pesanteur de tête, de faiblesse et de douleurs
dans les jambes, de vertiges, de nausées avec perte complète
d'appétit. Le même jour il eut une épistaxis, qui lui fit perdre
environ un demi-verre de sang. Depuis ce jour jusqu'à son entrée à l'Hôtel-Dieu, qui eut lieu 9 jours après, le 21 octobre, il
a eu constamment de la diarrhée et en moyenne dix selles par
jour, sans coliques; depuis lors également, il a perdu le sommeil
et, quand il s'assoupissait, il était tourmenté par des cauche-
mars et des rêvasseries.

Il raconte qu'au début de la maladie il a eu de l'œdème du
scrotum. Au bout de sept jours il commença à tousser.

Le soir de son entrée, on fut frappé de sa pâleur et de son
aspect anémique; il affirma qu'habituellement il avait le teint
coloré. Sa physionomie était abattue, son pouls battait 72 fois
par minute, la température dépassait 40 degrés.

Les pupilles étaient très dilatées et les conjonctives palpé-
brales très injectées. Le malade accusait une soif vive et du mal
de gorge. La langue était rouge à la pointe et sur les bords; le
pharynx était rouge granuleux et tapissé d'une couche de mucus concret.

Le ventre était souple, indolent; on ne constatait pas de gargouillement dans la fosse iliaque; aucune éruption ne se mon-
trait à la surface de la peau. La diarrhée continuait, et le
malade vomissait assez souvent.

Il toussait et on entendait des râles sibilants dans toute la poitrine.

Dans la région du cœur on constatait à la pointe et à la base des bruits de souffle rudes, systoliques.

Jusqu'au dix-huitième jour, la température se maintint constamment entre 39°,6 et 40° le matin, entre 40° et 40°,6 le soir. Son pouls, le matin, oscillait entre 81 et 90 pulsations.

Quand il transpirait, la sueur était un peu visqueuse. Habituellement la peau était sèche et donnait une sensation de chaleur mordicante.

Le onzième jour le ventre se ballonna et devint sensible à la pression. La langue était très sèche, presque ligneuse, et les granulations pharyngiennes parurent plus volumineuses.

On constatait de la matité par la percussion dans la région des ganglions bronchiques du côté gauche; et de ce côté le murmure vésiculaire était à peine perceptible, tandis qu'on l'entendait à droite. En arrière des deux côtés on entendait des râles sibilants.

La matité précordiale était augmentée; le bruit de souffle systolique avait disparu à la base, il persistait à la pointe.

Le onzième jour le malade eut une transpiration très abondante, sans que la température baissât. Mais le lendemain matin, la langue était moins sèche, elle était devenue simplement collante. En même temps la diarrhée continua; le douzième jour, malgré les lavements qui lui étaient administrés chaque jour, il n'eut pas de selle.

A la base des deux poumons on entendait des râles sous crépitants. L'état du cœur restait le même.

Le treizième jour, les nuits étaient toujours troublées par de l'agitation et par du délire qui commençait à se montrer également pendant le jour; dans l'intervalle le malade était affaissé, somnolent, ses pupilles étaient très largement dilatées. La langue était collante et jaunâtre; le ventre était plus météorisé, mais toujours indolent; les évacuations étaient devenues involontaires.

Les râles sous-crépitants s'étaient concentrés dans la base du poumon gauche et l'expiration y était prolongée et soufflante. Le souffle cardiaque était plus rude.

Le pouls paraissait développé dans le décubitus horizontal, mais, quand on faisait asseoir le malade, il faiblissait d'une manière très sensible.

Le quatorzième jour on constata sur les téguments du ventre trois ou quatre taches roses lenticulaires. La diarrhée avait diminué, et était réduite à trois ou quatre selles par jour; la langue s'était humectée, mais l'anémie et la faiblesse avaient beaucoup augmenté, malgré l'emploi énergique des toniques prescrits dès le début. Le malade sentait le besoin d'évacuer, il demandait le bassin, mais il ne pouvait retenir les matières et les laissait échapper sous lui. Le ventre restait indolent.

La congestion pulmonaire persistait; mais du côté gauche, où elle diminuait, elle se transporta à droite; le quinzième jour on constata dans la région précordiale un *bruit de galop très marqué.*

Le dix-septième jour on ne trouvait plus aucun souffle ni bruit de galop au cœur; mais le ventre était devenu douloureux; le dix-huitième jour, malgré un abaissement notable de la température qui descendait à 39°,6 le soir, tandis que la veille elle s'élevait à 40°,4 l'état du malade s'est aggravé; il délire presque continuellement; les pupilles sont énormément dilatées. Les muscles du cou et du dos sont dans un état de raideur presque tétanique, et une eschare se forme au siège. En même temps la fréquence du pouls avait augmenté. Jusqu'au vingt et unième jour ces symptômes persistèrent et même s'aggravèrent.

Le vingtième jour, à la contracture tétanique se joignirent, par intervalles, quelques convulsions cloniques, de la carphologie et une surdité absolue. La langue s'était de nouveau séchée. Malgré cela la température avait continué à baisser le matin; pendant deux jours elle descendit à 38°,6 et pendant trois jours, du dix-huitième au vingtième jour elle présentait ces grandes oscillations qui précèdent ordinairement la défervescence, quoique le pouls fût monté encore et se maintînt le matin à cent pulsations au moins.

Le vingt-deuxième jour la température du soir, isotherme à celle du matin, descendit à 38°,8 et à partir de ce jour jusqu'au vingt-huitième jour elle ne dépassa pas 39°,6, tandis que celle du matin oscillait entre 38°,6 et 38°,8. Le pouls descendit à 96,90.

En même temps se manifesta un amendement notable dans les symptômes. Il y avait moins de délire et moins d'agitation. Le malade obéissait plus promptement aux ordres qu'on lui donnait, et il avait demandé le bassin. La raideur était moindre ; cependant de nouvelles taches rosées s'étaient développées sur le ventre, et il y avait encore un peu de carphologie ; la diarrhée et la sécheresse de la langue persistaient, et l'eschare du sacrum était étendue et profonde. Les jours suivants la langue s'humecta, le météorisme diminua, et la congestion pulmonaire, toujours plus prononcée à droite, était moins étendue ; le cœur n'offrait rien d'anormal.

Mais tandis que ces symptômes pouvaient faire espérer une solution favorable, le vingt-cinquième jour le ventre se ballonna de nouveau, l'agitation et le délire augmentèrent ; les selles redevinrent involontaires, l'état de la poitrine restait le même et le pouls était monté à 104.

Le vingt-septième jour, quoique la langue fût plus humide et que le ventre fût plus souple, le malade accusa des douleurs dans cette région. Cependant l'eschare du sacrum s'était modifiée d'une manière favorable, sous l'influence d'applications de teinture d'iode.

Le vingt-huitième jour le malade était très pâle et très affaissé ; il se plaignait continuellement, il y avait du râle souscrépitant à la base des deux poumons. Du vingt-septième jour matin au vingt-huitième jour soir, sa température s'éleva en fusée de 38°,8 à 40°,1. Son pouls donnait 108 pulsations par minute. Le vingt-neuvième jour survinrent des vomissements fréquents, verdâtres porracés, qui se répétaient toutes les fois qu'il essayait de prendre quelque boisson. La diarrhée avait augmenté, le ventre était très tendu et très douloureux. Depuis la veille au soir la température était descendue d'une manière continue ; la face était grippée et couverte d'une sueur visqueuse. Le pouls était petit, très fréquent, filiforme. Le ventre se météorisa de plus en plus et resta très sensible ; les vomissements continuaient malgré des doses répétées d'opium, et le malade succomba pendant la nuit.

AUTOPSIE. — A l'ouverture de l'abdomen, il s'échappa une quantité considérable de sérosité purulente, mêlée à des matières fécales. Du pus était étendu en nappe sur la face antérieure du cœcum et dans presque toute la fosse iliaque droite. On en retrouvait encore vers la terminaison de l'intestin grêle dont les anses étaient réunies entre elles par des adhérences qui se rompaient facilement. L'intestin était très météorisé dans toute son étendue ; sur le bord adhérent du cœcum existait cinq ou six ulcérations, du diamètre d'une pièce de deux francs, à bords taillés à pic et à contours irrégulièrement circulaires. Elles pénétraient presqu'au péritoine qui en formait le fond ; l'une d'elles communiquait avec la cavité péritonéale. Plusieurs ulcérations de même nature existaient à la partie inférieure de l'intestin grêle.

Le *foie* était gros et stéatosé. La rate était très volumineuse, les poumons étaient emphysémateux et congestionnés. Le cœur était contracté ; dans ses deux cavités on trouvait des coagulums jaunâtres non ramollis, de formation récente. Le myocarde était d'un rouge brun et présentait quelques petits foyers de dégénérescence granulo-graisseuse.

Le cerveau était très congestionné et offrait un aspect sablé.

Ainsi du dix-huitième au vingt-sixième jour la maladie, entrée dans la période critique, semblait s'acheminer vers la défervescence. La poitrine s'était dégagée, les fonctions intestinales étaient moins désordonnées, l'intelligence était plus nette et moins troublée, quand le vingt-cinquième jour, bien que ce jour-là le paroxysme du soir manquât, survint une aggravation de tous les symptômes, et en même temps le pouls devint plus fréquent, se montrant, dans ce cas, plus fidèle interprète que la ligne thermique de l'évolution morbide. Probablement alors les lésions intestinales étendaient leur destruction ; les jours précédents une nouvelle poussée éruptive sur la peau avait peut-être coïncidé avec une recrudescence du travail morbide intérieur.

Le vingt-septième jour apparaissent des douleurs de ventre et la température s'élève en fusée jusqu'au vingt-huitième jour au soir où elle atteignit 40°,1 ; on peut admettre que la péritonite ait commencé ce jour-là, bien que les vomissements et le ballonnement ne se soient montrés que le surlendemain vingt-neuvième jour. Quinze à vingt heures avant la mort, en même temps que le malade tombait dans l'affaissement, de 40°,1 la température descendit à 39°,5. La diarrhée avait persisté malgré la péritonite.

OBSERVATION IX

MURCHISON, *Loc. cit.*

Fièvre typhoïde. — Hémorrhagie intestinale profuse. — Perforation de l'appendice vermiculaire vers le vingt-huitième jour.

Mary Anne B..., âgée de 13 ans, admise au London Fever Hospital, le 11 septembre 1865. Elle avait les idées confuses, et ne pouvait pas dire depuis combien de temps elle était malade. Peau chaude, plusieurs taches roses typiques sur l'abdomen ; pouls 120, petit et faible ; langue humide et brune au centre ; diarrhée ; abdomen sensible et tympanique. Jusqu'au 16 septembre, des taches nouvelles furent notées tous les jours, mais à partir de cette date elles disparurent. Pendant les cinq jours qui suivirent le 11 septembre, elle refusa obstinément de prendre aucune boisson, et fut soutenue par des lavements de thé, de bœuf et d'eau-de-vie.

La langue devint sèche et brune ; le pouls monta de 120 à 144 ; la toux commença le 16 septembre, et l'on entendait des râles humides sur toute l'étendue des poumons ; l'abdomen continua à être distendu et sensible et la diarrhée persista. Les selles étaient couleur d'ocre ; il n'y avait pas de sang ; mais dans la nuit du 23 septembre il y eut quatre évacuations très copieuses ou il n'y avait pour ainsi dire que du sang. L'hémorrhagie fut arrêtée par de fortes doses d'acide gallique et d'opium ; mais quoique antérieurement, pendant quatre jours, son état général eût été plus satisfaisant, et que l'on pût même concevoir l'espoir de la guérison, elle déclina rapidement après l'hémorrhagie et mourut le 25 septembre.

Autopsie. — Plaques de lymphe récente sur toute la surface des intestins, particulièrement dans le voisinage du cœcum. Dans l'appendice vermiculaire se trouvaient quatre ulcérations dans l'une desquelles, à environ un centimètre et demi de l'extrémité, on remarquait deux petites perforations.

Le contenu des intestins ne s'était pas échappé dans la cavité péritonéale. Ulcérations étendues dans l'iléon, et quelques-unes dans le cœcum près de la valvule ; les eschares s'étaient détachées de la plupart des ulcérations qui commençaient à se guérir. La source de l'hémorrhagie est restée indéterminée.

Quand la perforation du cœcum ou de son appendice tarde à s'effectuer, il en résulte plus ordinairement une simple pérityphlite suppurée.

Celle-ci peut, du reste, se produire sans qu'il y ait eu perforation. Elle se termine le plus souvent par la mort. Dans les cas heureux où le chirurgien n'est pas intervenu, le pus s'est fait jour au dehors, ou dans l'intestin. Dans deux observations (Jenner, Jacob), l'issue de la collection purulente se fit par l'ombilic.

Les *abcès du foie*, quand on les a rencontrés à la suite de la dothiénentérie, n'ont pas paru avoir plus spécialement leur source dans les ulcérations du gros intestin que dans celles de l'intestin grêle. A ce point de vue du reste, il y a une différence considérable entre les ulcérations typhoïdiques du côlon et celles de la dysenterie.

En revanche, on trouve dans le mémoire de Leudet deux observations d'*abcès stercoraux* secondaires à des ulcérations rectales.

Nous avons vu qu'un certain nombre de médecins attribuaient les rechutes à une éruption folliculaire nouvelle se faisant sur le gros intestin. Dans la rechute, une véritable fièvre typhoïde se surajoute à la première. Aussi convient-il de différencier la fièvre à rechutes de la fièvre prolongée, où les accidents fébriles persistent en dehors de l'action du poison typhique. Certaines recrudescences passagères de la fièvre, après la terminaison du cycle thermique de la dothiénentérie, sont sans nul doute imputables à la persistance d'ulcères atoniques, d'une véritable colite ulcéreuse, ou plus simplement d'une colite catarrhale. Il s'agit alors probablement d'une *infection secondaire* et non de l'infection primitive due au bacille de Eberth-Gaffky. C'est une prolongation en quelque sorte artificielle de la maladie première.

Mais, à côté de ces infections secondaires, on soupçonne aujourd'hui des auto-intoxications dont les conditions et les symptômes sont encore insuffisamment déterminés.

Les travaux de M. le professeur Bouchard ont démontré que, du fait même de la présence de matières fécales dans le gros intestin, il y a menace permanente d'intoxication de l'organisme.

Le côlon, et surtout le rectum, lorsque leur muqueuse est saine, sont de puissantes surfaces d'absorption. A plus forte raison, cette absorption des produits toxiques est-elle à craindre lorsque ces membranes sont ulcérées, comme dans la forme morbide qui nous occupe.

C'est peut-être à la *stercorémie* qu'il faut attribuer en partie la gravité des accidents observés dans les cas de colotyphus. L'attention des médecins du moins doit être attirée de ce côté. Cette notion de la stercorémie, toute obscure qu'elle soit encore, suffit néanmoins pour diriger la thérapeutique dans une voie fructueuse, celle de l'antisepsie intestinale.

CHAPITRE III

INDICATIONS DIAGNOSTIQUES ET THÉRAPEUTIQUES

Le diagnostic essentiel du colotyphus, envisagé comme variété distincte de fièvre typhoïde, est hérissé de difficultés. Les signes tirés de la douleur abdominale, du météorisme, de la diarrhée, paraîtront sans doute insuffisants. Cependant si ces signes se manifestent au cours d'une rechute, on aura une très forte présomption que la lésion s'est principalement localisée au gros intestin.

En pareil cas cependant, on a encore à se demander si l'on est bien en face d'une réversion, ou s'il ne s'agit pas d'une fausse rechute, occasionnée par des ulcérations banales de l'intestin, ainsi que l'observation de M. Cornil en montre la possibilité. « Il n'est pas toujours facile, dit M. Hutinel, de distinguer l'entérite des convalescents d'une véritable rechute. Cette complication, fréquente en 1870, alors que l'alimentation était insuffisante et mauvaise, s'observe encore quelquefois actuellement. La diarrhée, dans ce cas, entretient et aggrave l'état d'adynamie des convalescents et détermine un mouvement fébrile irrégulier. Mais les symptômes typhiques ne reparaissent pas, la langue reste humide, l'appétit se conserve, les taches ne se montrent pas, et, pour peu que l'on étudie avec soin l'ensemble des symptômes et la courbe thermique, l'erreur est facile à éviter. »

Le diagnostic différentiel du colotyphus se confond avec celui de la fièvre typhoïde en général.

Il s'est trouvé cependant des cas où de singulières erreurs se sont imposées. C'est ainsi que, dans un fait publié par Malespine dans les Archives générales de médecine de 1881, une fièvre typhoïde ambulatoire, avec lésions prédominantes du gros intestin, fut d'abord prise pour une affection vésicale. Cette observation est d'autant plus remarquable qu'elle a trait à un jeune enfant qui mourut par perforation du cœcum. Or, on sait combien rares sont les perforations intestinales dans la fièvre typhoïde des jeunes sujets. Voici cette observation :

OBSERVATION X

MALESPINE. *Loc. cit.*

Un enfant âgé de 8 ans, robuste, ordinairement bien portant, offrant les apparences d'une bonne santé et sans traces de scrofule, fut conduit à l'hôpital des enfants dans les premiers jours de juillet. Les parents nous dirent que ce garçon éprouvait de violentes coliques, et que depuis quelques jours il accusait une vive douleur vers la région du pubis et du périnée ; de fréquentes envies d'uriner l'engageaient à exercer des tractions sur la verge ; l'examen de cet organe permit de constater que sa longueur et son volume étaient un peu plus considérables qu'à l'état normal. Évidemment, ces renseignements devaient faire croire à une affection vésicale dont la nature ne pouvait être bien appréciée qu'à l'aide d'une exploration attentive.

Le jour de l'entrée, un premier cathétérisme laisse des doutes sur la présence d'un calcul ; huit jours après, une nouvelle exploration donne la sensation d'un corps étranger, qui se fait sentir pendant des moments fort courts. Le 23 juillet, on introduisit encore la sonde dans la vessie ; ce dernir cathétérisme, qui est assez douloureux et assez prolongé, fournit la même sensation d'un corps étranger qui paraît échapper au bec de l'instrument. Ces signes étant trop équivoques pour donner une certitude, M. Guersant fils diagnostique avec la plus grande réserve un calcul peu volumineux.

La journée du 23 se passe sans accidents ; le petit malade se lève et joue avec ses camarades. Le soir, à cinq heures, il éprouve quelques frissons et un peu de malaise ; dans la nuit il survient des nausées, des envies de vomir, accompagnées bientôt de vomissements bilieux.

Le 24, à la visite du matin, la face est pâle et altérée ; la langue sèche et couverte d'un enduit noirâtre ; le ventre est très sensible à la pression la plus légère : pouls petit et serré ; respiration fréquente ; peau chaude. (Dix sangsues sur la région hypogastrique, limonade, bain entier, lavement émollient, diète absolue.)

Le 25. Le ventre est météorisé, très sensible et présente une fluctuation manifeste ; langue sèche ; dents fuligineuses ; pouls faible, 130 pulsations par minute ; anxiété extrême ; point de garde-robe.

Prescription : Lavement purgatif, limonade coupée avec de l'eau de Seltz ; toutes les heures, frictions sur l'abdomen avec de l'onguent mercuriel et du baume tranquille. Dans la journée, les accidents s'aggravent ; le soir, application de vésicatoires aux cuisses.

Le 26. La face est plus altérée que la veille ; on sent à peine le pouls ; les extrémités sont froides ; le corps se couvre d'une sueur visqueuse, et l'enfant succombe à neuf heures du matin.

AUTOPSIE, vingt-quatre heures après la mort. A l'ouverture de l'abdomen, il s'écoule une quantité considérable de pus phlegmoneux ; le péritoine pariétal a perdu sa transparence ; l'épiploon est injecté et légèrement épaissi ; les circonvolutions intestinales sont réunies entre elles et à l'épiploon par des fausses membranes très molles et qui se déchirent avec facilité. En détachant toutes les anses que forment le jéjunum et l'iléon, et en examinant avec soin tous les désordres produits par la phlegmasie péritonéale, on reconnaît que les adhérences offrent une plus grande résistance dans la fosse iliaque droite que partout ailleurs ; cette particularité ayant appelé l'attention de ce côté, on explore la région cœcale, et on voit manifestement une tumeur insolite prenant naissance sur le cœcum et plongeant dans l'excavation pelvienne, où elle est recouverte par le pus que contient cette région. Remarquons toutefois que ce pus est verdâtre, qu'il n'est pas mélangé à des substances étrangères, qu'il est tout à fait analogue, par sa couleur, par sa consistance et par sa nature, à celui qui est épanché dans la cavité abdominale.

Cette tumeur, solidement fixée par des adhérences celluleuses à la partie latérale droite du rectum et au feuillet correspondant du mésorectum, est formée par l'appendice vermiculaire, singulièrement modifié dans son volume. Ses rapports et sa structure communiquant avec le cœcum par une ouverture susceptible d'admettre le petit doigt, cet appendice se dirige vers le bassin, et, après un trajet de cinq centimètres, il se dilate insensiblement, et constitue une poche purulente, longue de sept centimètres environ, semblable, par sa forme et par sa grosseur, à une vésicule biliaire fortement distendue. Après avoir divisé cette poche, on reconnaît que la membrane criblée de follicules est adhérente aux tissus sous-jacents, et parfaitement saine jusqu'au point où la dilatation commence ; ici elle se détache, forme un cylindre libre et flottant dans l'intérieur du kyste, et vient s'insérer à la partie la plus déclive du foyer, par son extrémité inférieure, qui se dilate, se recourbe sur elle-même et adhère aux parois du foyer dans la moitié de son étendue, tandis que l'autre moitié fait relief et simule tout à fait la saillie de la corne d'Ammon dans l'intérieur du ventricule latéral. La cavité de ce cylindre muqueux admet un petit stylet; elle est conservée dans toute sa longueur, seulement elle est interrompue par plusieurs ulcérations frangées dans quelques points, ulcérations qui ont versé dans la poche purulente des matières stercorales dont on retrouve les traces; sa surface interne, parsemée de follicules, est pâle dans l'intervalle des perforations et noirâtre autour d'elles.

La poche purulente commence au moment où la muqueuse se sépare de ses gaines d'enveloppe; sa cavité, qui admettrait une noix, contient des lambeaux noirâtres, un liquide de même couleur et quelques débris de matière stercorale; sa surface interne est tapissée par des pseudo-membranes, dont les unes sont en partie adhérentes et en partie flottantes, dont les autres s'entrecroisent dans toutes les directions, en formant des aréoles manifestes, surtout vers la partie correspondante au rectum : ces pseudo-membranes donnent aux parois du kyste leur épaisseur : au-dessous d'elles se trouve la membrane séreuse. La partie la plus épaisse du kyste correspond au rectum; la séreuse de l'appendice et la séreuse du gros intestin sont intimement unies par des adhérences anciennes qu'il est impossible de séparer; il y a en quelque sorte fusion entre ces deux membranes; plus en arrière, le feuillet correspondant du mésorectum est détruit. Les matières contenues dans la poche sont infiltrées dans le tissu cellulaire post-péritonéal, et retenues seulement par le feuillet opposé du mésorectum, qui est dépouillé de ses lamelles cellules et considérablement aminci. Deux petits points gangrenés, chacun de la grosseur d'une tête d'épingle, se remarquent vers la partie postérieure de la tumeur, mais les eschares ne sont pas encore séparées, de telle sorte que les parois du kyste sont partout continues, et opposent un obstacle à l'épanchement dans la cavité péritonéale des matières qu'elles circonscrivent.

La surface interne de l'intestin grêle est légèrement injectée; ses cryptes agminées et solitaires sont très saillantes; quelques plaques de l yer sont rouges, tuméfiées et recouvertes de lambeaux pseudo-membraneux. On retrouve tous les signes d'une entérite folliculeuse. Une petite plaque, de la largeur d'une lentille, située sur la partie inférieure de la muqueuse de l'iléon, offre les caractères d'une cicatrice ancienne. Le reste de la muqueuse est à l'état normal.

La vessie, parfaitement saine, ne contient aucune concrétion calcaire.

Les règles générales du traitement de la fièvre typhoïde sont évidemment applicables aux cas où prédomine l'altération du gros intestin.

Cependant, quand on soupçonnera cette variété anatomique de la maladie, on trouvera dans cette présomption quelques indications thérapeutiques peu négligeables.

En effet, si l'on peut discuter la méthode dite de l'antisepsie intestinale dans les cas ordinaires, il n'est guère possible d'en rejeter les bénéfices dans le cas qui nous occupe, lorsqu'on sait quelle est la puissance d'absorption du gros intestin vis-à-vis des alcaloïdes toxiques et des micro-organismes.

Renaut, dans les *Annales de Dermatologie* de 1885, rapporte l'observation d'une syphilitique atteinte d'un syphilôme ano-rectal qui avait amené un rétrécissement considérable du rectum, et déterminé de nombreuses ulcérations de sa surface. Celles-ci servirent de porte d'entrée à des germes septogènes et pyogènes, et la malade présenta alors tous les symptômes d'une infection générale à manifestations multiples sur les articulations, l'endocarde, les muscles et le rein, véritable pseudorhumatisme infectieux avec tendance à la suppuration.

La désinfection du rectum par des injections de liqueur de Van Swieten eut pour effet immédiat de faire tomber la température, et en trois jours toute trace d'infection eut disparu. Le professeur Lépine (1) a rapporté un cas du même genre, qui montre le danger qui résulte de la stagnation dans le gros intestin de matières fécales en putréfaction.

Les lavements antiseptiques trouveront ici leur meilleure application. Au cas où la diarrhée persisterait après la cessation de la fièvre, Gueneau de Mussy conseille la campagne et la diète lactée, et en outre, des lavements avec 15, 20, 25 centigrammes de nitrate d'argent dans de l'eau distillée.

Pour combattre le météorisme et les putréfactions intestinales, on aura recours à l'administration des poudres absorbantes et antiseptiques suivant les procédés multiples mis en usage par M. le professeur Bouchard.

Quant à la méthode de la balnéation froide, elle trouverait peut-être une contre-indication dans l'abondance du flux intestinal (Currie).

CONCLUSIONS

I. — J'ai eu l'occasion d'observer dans une même épidémie, d'une excessive gravité, deux cas de fièvre typhoïde qui s'ajoutent à ceux déjà publiés et qui prouvent que les lésions de la maladie peuvent prédominer dans le gros intestin.

II. — La diffusion de la douleur abdominale le long du côlon, le météorisme excessif, l'abondance de la diarrhée peuvent faire présumer cette localisation.

III. — La péritonite sans perforation, la perforation du cœcum et de son appendice sont les accidents le plus à redouter.

IV. — Il importe de distinguer cette forme morbide de la côlite ulcéreuse et de l'entéro-côlite catarrhale post-typhoïdiques.

V. — Les infections secondaires et la stercorémie devront être combattues par l'antisepsie intestinale.

INDEX BIBLIOGRAPHIQUE

Barth. — Ulcération et perforation des follicules isolés du gros intestin dans une fièvre typhoïde. Soc. anat., 15 février 1884.

Battle. — *Considérations sur la rechute et la récidive de la fièvre typhoïde*. Montpellier, 1882.

Baudoin. — Fièvre typhoïde ; distension énorme du cœcum ; sphacèle de la muqueuse cœcale ; péritonite sans perforation. *Bull. de la Soc. anat.*, 1887, p. 749.

Bucquoy. — *France médicale*, 1878.

Ceppi. — *Progrès médical*, 1877.

Cornil. — *Société médicale des hôpitaux*, 1872.

Gouronneo. — *Typhlite et périlyphlite dans leurs rapports avec la fièvre typhoïde*. Th. Paris, 1881.

Noël Gueneau de Mussy. — *Clinique médicale*, t. III, 1884.

Homolle. — Art. Fièvre typhoïde du *Nouv. Dict. de méd. et chirurg. pratiques*.

Hutinel. — *Etude sur la convalescence et les rechutes de la fièvre typhoïde*, Th. agr. Paris, 1883.

Jackson. — Observation de fièvre typhoïde sans diarrhée avec grands frissons simulant la fièvre intermittente, et terminée par une perforation intestinale : larges ulcérations de l'intestin grêle et du gros intestin. *The Dublin Journ. of med, sc.*, June 1882.

Laboulbène. — Deux observations de perforation intestinale dans la fièvre typhoïde. *Union médicale*, 1877, t. XXIII, p. 389.

Lemoine. — *De l'antisepsie médicale*. Th. agr. Paris, 1886.

Leudet. — Recherches sur l'ulcération et la perforation du gros intestin consécutives à la fièvre typhoïde. *Mém. de l'Acad. de méd.*, 1871, t. XXX.

Levèque. — *Des complications dans la convalescence de la fièvre typhoïde*. Th. Paris, 1881.

Maclagan. — Hœmorrhage from the bowels in Enteric Fever ; its varieties and significance. *Lancet*, Fev. 1873.

Malespine. — *Arch. gén. de méd.*, 1841, t. X, p. 32.

Meunier. — *Sur la fièvre typhoïde à rechutes.* Th. Paris, 1883.

A. Morin. — *Des perforations intestinales dans le cours de la fièvre typhoïde.* Paris, 1869.

Murchison. — *La fièvre typhoïde.* Trad. de Lutaud. Paris, 1878.

Ranque. — *De la péritonite dans la fièvre typhoïde.* Th. Paris, 1881.

A. Siredey. — *Recherches sur l'anatomie pathologique de la fièvre typhoïde.* Th. Paris, 1883.

Sorel. — Fièvre typhoïde ; ulcération des follicules clos du gros intestin ; abcès du foie ; péritonite. *Union méd.*, 28 septembre 1882.

Trousseau. — *Clinique médicale de l'Hôtel-Dieu*, t. I.

TABLE DES MATIÈRES

IMPRIMERIE LEMALE ET Cⁱᵉ, HAVRE

www.ingramcontent.com/pod-product-compliance
Ingram Content Group UK Ltd.
Pitfield, Milton Keynes, MK11 3LW, UK
UKHW022315120726
13694UKWH00004B/1434